AF224291

À Monsieur le Docteur

LOUIS BOUYER

À Saint-Pierre-de-Furzac,

A PROPOS DE SON

OBSERVATION DE DIATHÈSE PURULENTE

Publiée dans l'*Union*, Nº 56. — 1862.

GRASSE,

TYPOGRAPHIE ET LITHOGRAPHIE H. IMBERT.

1862.

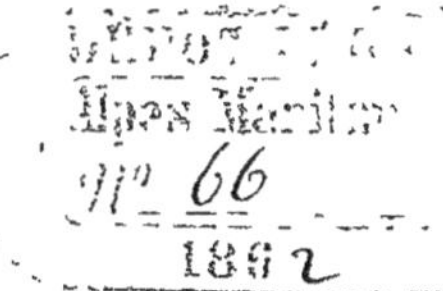

A M^r le Docteur Louis Bouyer,

A Saint-Pierre-de-Furzac.

Grasse, ce   mai 1862.

Monsieur et très-honoré Confrère.

Comme vous je pense, depuis longtemps, qu'il y a absence ou fausseté de doctrines médicales, et comme vous je trouve mauvais qu'on jette la pierre aux *chercheurs d'idées*.

Votre observation de diathèse purulente est aussi précieuse que vos réflexions sont importantes, profondes, et justes. Vous secouez le joug des eunuques qui voudraient continuer d'empêcher de produire, parce qu'ils craignent d'être troublés dans leur improductive quiétude, et vous espérez en l'avenir!... C'est ce que j'ai fait aussi, et pour preuve j'ai l'honneur de vous soumettre ce que j'ai écrit dernièrement.

Relativement à votre observation je vous demande la permission de vous faire connaître les annotations dont j'ai garni les marges de *l'Union*. Ils ont beau faire, le progrès pointe partout. Les faiseurs de l'époque sont débordés, même par le gouvernement qui les a mis en demeure d'agir dans son sens ou de se taire. Ceux qui n'ont pas voulu précéder seront bien obligés de suivre.

OBSERVATION DE DIATHÈSE PURULENTE

A LA SUITE D'UNE FIÈVRE TYPHOÏDE.

Insuccès du quinquina *etc...* Guérison *par* l'iode

Par M. le Docteur Louis BOUYER, *à St-Pierre de Furzac.*

« Non solum memorandæ sed etiam
« perpendæ sunt observationes. »
BAGLIVI.
(*Union Médicale 1862, N° 56.*)

Page 293 : « *J'ai cru utile,* DIT L'AUTEUR, *de publier le fait suivant qu'on trouvera curieux, je pense, à plus d'un titre.* »

Les réflexions de l'auteur sont encore plus utiles que le fait, qui est, cependant, d'une utilité extrême, incontestable et surtout actuelle.

Page 294 : « *Depuis une quinzaine de jours j'avais ajouté au quinquina et à* L'ACONIT, *les ferrugineux, et les alcalins, mais rien n'y faisait.* »

Pourquoi de *l'aconit,* poison ? Dans un cas de détérioration générale de l'organisme ?... Les ferrugineux, passe encore, mais les *alcalins* qui liquéfient, fondent, débilitent !... Ah !... que nous savons peu ce que nous faisons en thérapeutique !

Page 295 : « *Ces bienfaits il les doit à l'intégrité, à la puissance des fonctions digestives, maintenues à un haut degré par l'emploi de l'iode jusqu'à ce jour.* »

Pourquoi ? et comment ?.... Questions à résoudre pour progresser réellement en thérapeutique.

1° Comment agit *l'iode* (ou tout autre médicament) sur l'agrégat organique ?...

2° Comment faut-il que soit l'agrégat organique pour être ramené par *l'iode* au type normal d'organisation de santé ?..

Page 296 : « *Les choses allant de mal en pis* .... jusqu'à *espoir qui ne s'est jamais démenti depuis.* »

Résultat admirable, mais qui ne peut-être compris que

par la résolution des problèmes, contenus dans les questions posées ci-dessus.

Page 298 : « *Quelle est donc cette divinité inconnue qui a trouvé bon d'imposer une barrière au progrès.* »

C'est la fausse science aidée de la paresse, de l'égoïsme et de la vanité.

Page 298 : « *Toute innovation thérapeutique sérieuse a pour corrélatif une conception doctrinale nouvelle, et cette dernière n'a pas de plus sûr* criterium *que les conséquences thérapeutiques qu'elle entraîne après elle; car, toute doctrine médicale qui n'aboutirait pas à un progrès en thérapeutique serait jugée, et, à juste droit, non viable.* »

Cela est vrai, excellent, inconstestable !... cela éloigne un peu, cependant, de l'Empirisme, de cette *arche sainte* d'après un des plus éminents professeurs de la première faculté de France, lequel faute de doctrine ne sait bientôt plus où il en est.

Page 298 : « *Je suis naturellement amené, par ces reflexions, à me demander si la diathèse pyogénique est bien le produit d'une inflammation ?* »

Toujours ?... non : car, ainsi que je l'ai dit, page 178 de mon livre sur la *fièvre puerpérale*, *l'inflammation* n'est qu'un effet d'un changement quelconque des conditions organiques générales ou locales; et par conséquent, d'une *modification* morbide matérielle générale ou locale pouvant amener la formation de nombreux composés anormaux parmi lesquels peut se trouver le pus ou tout autre produit morbide.

Page 298 : « *J'ai peut-être l'air de poser un paradoxe car, qui concevrait du pus sans inflammation ?* »

Moi, et tous ceux qui appliqueront la doctrine organicienne que nous adoptons. De même qu'il peut y avoir *inflammation* sans suppuration, de même on peut rencontrer du pus là où il n'y a que simple altération des conditions organiques intimes, sans tous les signes ordinaires et apparents de l'inflammation, c'est-à-dire, sans *tumeur, rougeur, douleur* et *chaleur*, ainsi, du reste, que le prouve suffisamment votre fait.

Page 298 : «*Naturam morborum ostendunt curationes? etc.
défions-nous quelquefois des aphorismes ?...* »

L'auteur a raison, les aphorismes thérapeutiques nés
d'une doctrine insuffisante au moins, sinon fausse, ne
doivent pas pouvoir être applicables à tous les cas; et
*la nature des maladies ne peut pas être montrée par les
cures*, parce que nous ignorons ce qui se passe au point
de contact de la molécule organique et de la molécule
médicamenteuse.

Page 298 : « *J'avoue que j'ignore la cause et le méca-
nisme de la formation de cette immense quantité de pus chez
mon malade.* »

On ne peut que l'ignorer avec les idées doctrinales
étroites dans lesquelles nous avons été élevés. La doctrine de la modification organique infinie, et par suite,
de la *vie oscillant entre certaines limites de ces modifica-
tions infinies* (Ch. Robin, dictionnaire de Nysten) peut seule
aider à généraliser l'aphorisme, et à comprendre la formation du pus, ou de tout autre produit morbide, avec
ou sans inflammation qui, comme le pus, n'est elle-
qu'un même effet, un résultat d'un facteur intime inconnu
et méconnu.

Page 298 : « *Y a-t-il eu résorption des produits puru-
lents fournis par l'otite ?* »

C'est possible ; et dans ce cas cette résorption aurait pu
produire cette modification générale purulente de l'économie, par la modification, dans ce sens, du liquide gé-
néral, le *sang* dans lequel toutes les parties du corps
organisé puisent les éléments bons ou mauvais d'une vie
saine ou morbide relative : mais cette résorption n'est pas
indispensable à admettre pour concevoir une toute autre
raison de la production de cette vitalité purulente pré-
sentée par le sujet de l'observation. La loi de LAPLACE
et de BERTHOLLET : « *Un atome mis en mouvement par un
atome quelconque, peut communiquer son mouvement propre à un atome qui se trouve en contact avec lui.* » trouve
ici son application.

Page 298 : *« S'est-il établi, sous le coup d'une influence inconnue,* UNE FONCTION *morbide purulente ? »*

Cela a pu se faire sans doute. Mais pour le comprendre il faut sortir du cercle tracé par les connaissances médicales qui nous régissent si mal depuis tant de siècles, en cherchant à répondre aux questions de la page 295.

Page 298 : *« Entendons-nous sur le mot fonction, il ne faudrait pas ici envisager la fonction au point de vue métaphysique des vitalistes, au point de vue de la philosophie des causes finales, mais au point de vue concret ; la considérer comme un mal menaçant directement la vie de l'individu. Cette fonction n'était autre qu'une opération anormale de l'économie, comme diraient* RÈIL, DUBOIS D'AMIENS. *»*

On ne peut rien dire de mieux. C'est très bien !.... RÈIL, DUBOIS, *vous*, et j'ose dire *moi*, avons raison en ceci. La vue métaphysique dès vitalistes est une métaphore, une illusion, une rêverie. une ontologie, ce sont des mots sans sens réel ni profondeur. Au point de vue *concret*, au *nôtre*, la *fonction maladive* est le résultat d'une modification morbide, aussi, de l'agrégat vivant, le faisant fonctionner morbidement comme elle, en menaçant, par conséquent, l'organisation vitale des parties solidaires qui la composent.

Page 298 : *« Qu'elle a donc été l'influence et le mode d'action de l'iode dans cette grave affection ? »*

C'est ce qu'il faudrait surtout savoir, et c'est précisément ce que nous ignorons, et ce que nous ne saurons qu'en cherchant à résoudre les questions posées dans l'annotation de la page 295.

Page 298 : *« Il ne faudrait pas chercher l'explication de son mode d'action dans l'interprétation des doctrines médicales régnantes ; elles sont si bien établies qu'il est impossible de faire un pas sans trébucher. »*

Bravo !.... c'est une vérité qu'il ne faut pas se lasser de propager.

Page 299 : *« Prendrons-nous pour base la doctrine de l'irritation, de l'inflammation ? Nous ne saurions, car......*

(jusqu'à) *nous devions faire pour être logique, de la mé-decine antiflogistique...* »

De mieux en mieux. Voyez ce que j'ai dit de l'insuffi-sance de cette doctrine dans mon livre, page 39 et ailleurs.

Page 299 : « *Prendrions-nous la médecine vitaliste ? Nous ne devions rien faire alors ! Car nous avions affaire à une fonction, à un acte de dépuration qu'il fallait res-pecter, aider même en vertu de l'aphorisme :* QUO VERGIT NATURA EO DUCENDUM. »

Rien de plus logique. J'avais déjà fait ressortir l'absur-dité de cette idée vitaliste, à la page 257 de mon livre, en rappelant que dans les fièvres intermittentes le meil-leur moyen de les guérir était de *supprimer* la fonction médicatrice et dépurative, l'accès, la fièvre, enfin, par le *quinquina* ! Dans certaines coteries médicales on a sem-blé adopter pour devise le *Credo quia absurdum* !

Page 299 : « *Dans les deux cas je laisse à conclure ce qu'il serait advenu.* »

Il serait advenu ce qu'il advient tous les jours à vous, à moi, à l'officier de santé le plus ignorant, comme au plus brillant prince de la science ; à l'empirique le plus effréné comme au docteur le plus prétentieusement sa-vant et théoricien, il serait arrivé ce que l'Empirisme, cette *arche sainte* de l'ignorance, dans laquelle on se complait comme les eunuques dans la stérilité, sait pro-voquer *sept fois sur dix selon* STHALL, c'est-à-dire la MORT quand on cherche la VIE : et sans se douter qu'on en est cause, et en se congratulant au contraire de ce que l'on a fait ! .....

Page 299 : « *En face de pareilles contradictions ; j'ai du dégager mon esprit de toute idée préconçue ; douter com-me* DESCARTES, *pour m'attacher au fait, à ce qui est com-me* HIPPOCRATE, *et ne voyant qu'une perversion des fonc-tions de la vie, j'ai cherché à en amoindrir et à en com-battre les effets, pour cela j'ai eu recours à l'iode.* »

Très bien !... Mais il faut nécessairement résoudre les questions de la page 295, pour savoir pourquoi ? et com-

ment *l'iode* a produit ce résultat magnifique et inespéré ?
sinon ce n'est qu'une recette de plus ajoutée à la com-
pilation immense des recettes de l'Empirisme. Il faut savoir :.

1° Quelle est la modification morbide matérielle de l'agrégat vivant correspondante à la perversion des fonctions,
et la produisant :

2° Comment *l'iode* agit sur cette modification pour réta-
blir la fonction dans son allure naturelle, normale, en
ramenant l'organisation de l'agrégat fonctionnant au type
voulu pour bien remplir son rôle fonctionnel.

Page 299 : « *Il y avait deux indications à remplir etc ..*
jusqu'à : *ces élaborateurs par excellence des fluides de l'é-
conomie.* »

Très-bien toujours ! ! ! ...

Page 299 : « *La seconde indication consistait à atteindre
la fonction morbide dans les sources mêmes de la vie plastique, à modifier, altérer l'économie !...*»

Parfait !... rien de mieux à dire !... C'est là où est
la vérité !... Cette pensée est toute une révolution médicale ?... C'est, du reste, en quatre mots, le résumé de
tout mon livre, de toute la doctrine qui l'a dicté, de
toutes mes pensées!... Encore quelques secousses pareilles,
et le viel édifice médical d'où sortent tous les *babillages
scientifiques dont parle* SYDENHAM, et qui font tout le mérite
de la plupart des *lions actuels* de la littérature, de la
presse et des écoles médicales ; — édifice qui menace rui-
ne de tous côtés, — s'écroulera, au grand avantage de la
vraie médecine et de ses malheureux justiciables.

Page 299 : « *Le rôle de l'iode était donc tout tracé.* »

Oui puisqu'il a réussi ; mais il serait encore mieux et
plus invariablement tracé si nous pouvions répondre aux
questions de la page 295 : on y parviendra, et pour cela
il ne faudrait que convenir de l'importance absolue de
ces questions, et appliquer toutes les puissances de notre
intelligence à leur résolution.

Page 299 : « *Ainsi donc l'action dynamique et l'action
plastique qu'il était essentiel de relever et de modifier*

réclamaient impérieusement l'emploi de ce moyen héroïque. »

Certainement, mais n'est-il pas vrai que le *relèvement* de l'action dynamique ne peut être que la suite du *relèvement*, non pas de l'action, mais de la composition et de la forme plastique de l'agrégat organique, desquelles dépend son action ?... Ce fait prouve bien incontestablement que *l'iode* était impérieusement réclamé par ce cas, mais il ne le prouve qu'empiriquement; pour le savoir au juste et d'une manière rationnelle, parce qu'elle serait scientifique, il faudrait répondre aux questions de la page 295.

Page 299 : « *Je me garderai bien, etc....* jusqu'à : *car on passe ainsi de la science sérieuse à l'empirisme aveugle et funeste.* »

Très bien ! Permettez-moi seulement de fixer votre attention sur ce que j'ai dit de la spécificité dans mon ouvrage, pages 96 et 99, etc.

Page 299 : « *Mais peut-être la faute de ces errements prend-elle sa source dans l'absence ou l'erreur des doctrines ?..... alors ne jetez pas la pierre aux chercheurs d'idées !.....*

Bravo !... C'est parler d'or ! ! !

Savez-vous pourquoi on jette la pierre à ces gens-là ? D'abord, parce qu'on a été élevé de manière à ne pas comprendre la valeur et la nécessité de ces recherches ; et ensuite parce que se faisant illusion sur sa valeur particulière, on croit être l'écho de l'opinion générale, lorsqu'on n'est en difinitive que celui d'une coterie exploitant avec esprit et talent même, un champ stérilisé à tout jamais par des principes faux ou insuffisants, mais permettant à ses *exploiteurs* de jouir du calme, des profits et des honneurs qui ne devraient revenir qu'à la vérité, dont la venue les dépouillerait de tout leur prestige et des avantages qui en découlent.

Allez toujours ainsi, mon savant confrère, le progrès est en tout, il doit envahir aussi la médecine. Les libres penseurs comme vous abondent maintenant. La parole du maître antique a heureusement perdu sa fausse magie ;

un maître nouveau, une science, une théorie nouvelles, basés sur la vraie science, surgissent et remplaceront bientôt toutes ces vieilleries d'un temps d'ignorance, compromettantes et inutiles au moins, quand elles ne sont pas funestes.

Le N° 59 de l'*Union* que je reçois, me porte à ajouter ce qui suit :

Avez-vous lu la leçon de clinique de M. Tr..., sur l'infection purulente puerpérale, (1) dans laquelle il n'est pas plus question de la fièvre puerpérale que de toute autre maladie purulente, parce qu'il voudrait probablement continuer à professer, comme pendant la discussion académique de 1858, que la fièvre puerpérale n'existe pas autrement que comme produit d'une résorption purulente?

Aviez-vous remarqué dans l'avant-propos de son traité de thérapeutique (1ᵉ édition page XXIV) ce qu'il disait de Barbier?

« *M. Barbier*, y est-t-il dit, *aidé de la loupe, ou plutôt de son imagination, incessamment occupé à saisir ce qui se passe de plus mystérieux entre l'agent médicamenteux et la surface qui en reçoit l'agression; plongeant avec cet agent dans le sang et les humeurs; le suivant dans l'intimité des parenchymes; assistant aux phénomènes les plus moléculaires; voyant la substance ingérée modifier la pulpe cérébrale, le liquide cérébro-spinal etc.... M. Barbier lisant ainsi imperturbablement dans le livre hyerogliphique ouvert à lui seul, est un spectacle douloureux pour les amis de la science.* »

Eh bien! que l'on ait la patience de lire la leçon clinique précitée jusqu'à la fin, et que l'on dise après :

1° Si, par sa nouvelle manière d'argumenter, l'auteur ne prouve pas surabondamment que Barbier avait prévu· et deviné les vrais *desiderata* de notre science?

2° S'il n'aurait pas mieux valu dire : « *est un spectacle douloureux pour les amis de l'empirisme?* » car il n'y a

(1) Voir *l'Union* du 29 avril, 1ᵉʳ, 3, 6, 20, 22 et 27 mai.

vraiment que les adorateurs de cette singulière *arche sainte*, (qui n'est, selon nous, qu'une porte ouverte à tous les charlatanismes, c'est-à-dire à toutes les défaillances ou imbécillités médicales, comme à toutes les saletés professionnelles) qui puissent trouver mauvais qu'on cherche à lire dans le grand livre de la nature.

3° Enfin : si, voir l'auteur de cette prétentieuse et déplorable réprobation se placer, vingt-six ans après, dans la catégerie vilipendée par lui quelques pages plus loin du même avant-propos, se placer, disons-nous, dans la classe de ceux dont il répudiait si amèrement ce qu'il appelait alors la *détestable manie des explications*, et patauger (2) pour expliquer la résorption purulente (c'es-à-dire pour faire ce qu'il blame chez les autres) et patauger, disons-nous, au milieu de tout ce qui naguère était l'objet de ses dédains et de ses sarcasmes anti-chimiques et anti-organiciens !......

Au milieu : (*Union 56 et 60*)

« *des circonstances non déterminées, mais existantes, par*
« *lesquelles tout cela se forme ou doit se former* (sic) :
« *de la modification,* D'UNE CERTAINE FAÇON, *de la sérosité*
« *du sang qui peut faire le pus tout entier !...*

Au milieu :

« *des germes spécifiques, des globules du pus, des lencocytes!..* »
Dans :

« *les noyaux, les nucléoles, les cellules de ce pus!* »
Autour :

« *des élémens organiques qui se réunissent de façon à for-*
« *mer la cellule purulente !......* ou encore : *de l'élément*
« *primitif, nucléole ou noyau, ayant la propriété, en quelques*
« *instants, de se faire cellule et de développer en lui-même*
« *deux, trois ou quatre noyaux !.... »*
Dans :

« *les cellules purulentes facilement décomposables pouvant*
« *être rompues par un excès de sérosité qui les pénètre par*

______

(2) Pardon du terme, mais je n'en connais pas de plus propre pour rendre l'impression reçue par moi de la lecture de ses explications.

« *endosmose, ce qui rend les éléments des globules absor-*
« *bables !....* »

Dans :

« *les principes ou les germes saisissables* OU NON, *pouvant*
« *faire de la sérosité un poison, et infecter ainsi toute l'é-*
« *conomie !...* »

Au milieu :

« *des phénomènes catalystiques, des ferments comme fonctions*
« *organiques, des spores morbifiques, pouvant être consi-*
« *dérés comme des êtres organisés,* de M. PASTEUR. » (sans
parler de son contradicteur POUCHET.)...

Et recourir pour valider tout cela et faire comprendre
« *l'état du sang dans la résorption purulente* ».... et recourir à quoi ?.... à la CHIMIE ! et au MICROSCOPE !!!...
c'est-à-dire, *à ces moyens accessoires et presques inutiles*
selon lui, qu'il a avoué connaître à peine dans bien d'au·
tres allocutions (en se faisant honneur de cette ignorance):
ainsi qu'aux *locutions* et aux *adverbes* suivants, — qualifiés
d'insupportables, cependant, *par lui-même aussi, ailleurs :* —
« *tels que :* *peut-être : probablement : ne peut-on pas ad-*
« *metre?... presque... : nous pouvons admettre : pourquoi*
« *ne pas accepter? il faudrait encore accepter : dans ce cas*
« *il nous faut accepter :... il y a très probablement!!!..* » etc.

Et que l'on dise après tout cela, répéterons-nous, ensuite, si voir et lire un farrago d'idées et de phrases soi-
disant explicatives, aussi confus, et aussi mal lié :

Si, s'appercevoir de tant de *contradictions, d'insuffi-*
sances, de phrases hasardées, de pensées hypothétiques, de
palinodies enfin, conduisant involontairement à la fameuse
conclusion : « *Voilà ce qui fait que votre fille est muette,* »
n'est pas un spectacle plus affligeant et plus douloureux
encore pour les amis de la vraie science, que celui offert
par BARBIER aux médecins assez aveuglés par les pré-
ventions nées de la fausse éducation médicale que nous
avons tous reçue, pour ne pas comprendre la différence
énorme de la science et de l'empirisme, du Dieu à en-
censer et de l'idole à briser ?...

Eh bien ! c'est pourtant l'un des princes, le plus vanté et le plus admiré, — *très-justement du reste*, — de l'école actuelle qui nous l'offre ; et, qui, à quelques jours de distance, ose affirmer en pleine académie qu'il mourra dans l'impénitence finale de l'empirisme, et prouve plus loin qu'il sent vivement le besoin d'en sortir en imitant celui et ceux dont il ne parlait naguères qu'avec le dédain suprême de la note sur BARBIER, mais de manière toutefois à rappeler la moralité de la fable :

> Ne forçons point notre talent
> Nous ne ferions rien avec grâce. etc.

M. POGGIALE a eu bien raison de dire : que M. T*** n'était pas empirique puisqu'il faisait de l'expérimentation et de l'induction. Il aurait bien fait d'ajouter que : M. T*** ne savait pas encore lui-même ce qu'il est. Pour moi, c'est une *très-grande intelligence* mal élevée médicalement et scientifiquement parlant ; et l'on sait qu'une mauvaise éducation première se fait ressentir jusqu'à la fin.

Que sont donc devenus tous ces anathèmes, toutes ces plaisanteries, tous ces mépris dédaigneux, tous ces haussements d'épaules, toutes ces protestations magistrales contre la *chimie* et son ingérence dans les affaires médicales ?.. Que penser : du « *Que m'importe si cela guérit :* » et de « *la manie des explications* si solennellement *déclarée détestable*, puisque l'on reconnaît aujourd'hui aussi ouvertement la nécessité D'EXPLIQUER, c'est-à-dire de chercher la raison intime, moléculaire des maladies et de leur traitement, même par la *chimie* et par le *microscope* dont on niait jadis si fièrement la compétence et l'utilité en médecine ; et qui, — cela commence à être clair comme un beau jour pour chacun, — peuvent et pourront seuls cependant tôt ou tard, éclairer et résoudre toutes les questions fondamentales de la vraie médecine.

Que pensera de tout ceci, cet autre éminent vitaliste et *chimiophobe* par conséquent, qui, après avoir trouvé que le *chloroforme ne tue pas*, voudrait nous convaincre aujourd'hui que *les eaux minérales ne sont bonnes à rien ;*

et qui crut, il y a peu de temps, clore souverainement une discussion aussi sérieuse qu'utile, en défiant les chimistes : « de faire, pas même de la..... dans leurs laboratoires avec les aliments ; et en ajoutant qu'il ne croirait à l'utilité et à l'importance de leur science en médecine que lorsqu'un petit être vivant semblable à l'homme, sortirait de leurs creusets, et se mettrait à courir sur le tapis vert de la table des séances académiques ! » : sans faire attention que les problèmes qu'il donnait ainsi à resoudre aux chimistes . étaient aussi absurdement posés que le serait le défi de prendre la lune avec les dents avec les moyens ordinaires d'ascension dans l'espace ; et sans se douter, que si les chimistes avaient à leurs dispositions les conditions électriques, nerveuses, thermométriques, aqueuses, gazeuses, musculeuses etc.... au degré voulu pour en faire des conditions vitales, dont jouissent les creusets organiques dits : *gaster, intestins, utérus, ovaires, testicules*, etc ... ils feraient aussi bien de la.... et un organisme vivant que ces laboratoires organisés, et avec autant de facilité que le plus petit pygmée prendrait l'astre des nuits avec ses dents, si l'on mettait à sa disposition une nouvelle échelle de Jacob allant de la terre à son satellite. Certains résultats de quelques travaux chimiques auraient dû lui faire se douter, qu'il pourrait être plus facile, et plus possible surtout, de faire un jour, en dehors des creusets organiques formés par Dieu, de la .... et des agrégats vivants, que de prendre la lune avec les dents.

Ah ! que M. le ministre a bien fait d'exécuter son coup d'état médical, et surtout de ne pas en prévenir de nouveau les princes d'une science qui n'existe pas et dont ils paraissent se douter à peine, du reste.

Pardon mon très-honoré confrère de la longueur de ma lettre : puisse-t-elle compenser par le fonds et les marques de conviction profonde et consciencieuse qui s'y trouvent, le temps que vous mettrez à la lire. J'abonde pleinement dans votre sens. Serai-je assez heureux pour obtenïr votre assentiment en faveur de quelques unes de mes réflexions? ce serait un bien grand sujet de satisfaction pour votre serviteur et confrère.

Martimeuq,

Docteur en Médecine, Chirurgien de 1re class de la marine,
Chevalier de la Légion-d'Honneur, médaillé de Ste-Hélène.

P. S. — L'énumération de mes modestes titres n'est pas faite, ici, par pure vanité. Il n'y aurait vraiment pas de quoi, j'en conviens. Si j'ai cru devoir les accoler à ma signature, c'est pour justifier, autant que possible, mon intervention dans les discussions que l'état actuel des choses médicales comporte, et nécessite.

Ce droit d'intervention ne peut être refusé, en effet, ni aux Docteurs, ni aux Chirurgiens de marine soumis aux concours pour l'obtention de tous leurs grades.

La Croix de la Légion-d'Honneur sans être un droit, ne saurait être une raison d'exclusion, j'espère.

Quant à la médaille de Ste-Hélène, comme elle prouve que ceux qui la portent ont servi l'État sous le premier Empire, dont nous sommes déjà séparés par un demi-siècle, je compte un peu sur elle pour me faire accorder, sinon le respect, ce qui serait trop prétentieux, mais au moins la bienveillance que la bonne éducation enseigne être due à l'expérience et à l'âge.

GRASSE. — TYPOGRAPHIE ET LITHOGRAPHIE F. IMBERT.